30 COSE DA FARE DOPO LA PENSIONE

E VIVERE BENE FINO A 100 ANNI

e Oltre...

di Simone Azzurri

Pensionati DOC:

30 Cose da Fare dopo la Pensione
e Come vivere fino a 100 anni

Capitolo 1: "Benvenuti nella Nuova Avventura"

- Introduzione alla pensione come un nuovo inizio, non una fine.

- Esplorare le emozioni comuni associate al passaggio alla vita da pensionato.

- Consigli pratici su come affrontare il cambiamento di routine e identità.

Capitolo 2: "Esplorare Passioni e Interessi"

- Identificare e coltivare hobby e interessi trascurati durante la vita lavorativa.

- Suggerimenti su come scoprire nuove passioni e interessi.

- Storie ispiratrici di individui che hanno trovato gioia e soddisfazione nel perseguire le loro passioni dopo la pensione.

Capitolo 3: "Viaggiare e Esplorare il Mondo"

- Esplorare i vantaggi del viaggiare dopo la pensione.

- Idee per viaggi avventurosi, escursioni culturali e vacanze rilassanti.

- Consigli pratici su come pianificare viaggi economici e memorabili.

Capitolo 4: "Servire e Dare Indietro alla Comunità"

- Esplorare il ruolo del volontariato e del servizio nella vita da pensionato.

- Idee per modi significativi per dare indietro alla comunità locale.

- Storie di pensionati che hanno trovato gratificazione nel dedicare il loro tempo e le loro risorse ai bisogni degli altri.

Capitolo 5: "Cura di Sé e Vita Attiva"

- Discussione sull'importanza della salute e del benessere dopo la pensione.

- Consigli su come mantenere uno stile di vita attivo e sano.

- Suggerimenti per la gestione del tempo libero e il mantenimento di una mente e un corpo sani e attivi.

Ogni capitolo offre una combinazione di ispirazione, consigli pratici e storie toccanti per aiutare i pensionati a sfruttare appieno questa nuova fase della loro vita e a vivere una vita ricca di significato e soddisfazioni.

Capitolo 1: Benvenuti nella Nuova Avventura

Introduzione alla Pensione: La pensione è un momento significativo nella vita di ogni individuo, segnando il passaggio da decenni di lavoro e impegno professionale a una nuova fase ricca di possibilità e opportunità.

È un momento in cui possiamo guardare al nostro passato con gratitudine e al nostro futuro con speranza.

Mentre alcune persone possono anticipare la pensione con eccitazione e gioia, altre possono sentirsi ansiose o incerte riguardo a questo cambiamento.

Indipendentemente dalle emozioni che possono emergere, è importante capire che la pensione è un nuovo inizio, non una fine.

Affrontare il Cambiamento: La transizione alla pensione può essere accompagnata da una gamma di emozioni, compresa l'eccitazione per la libertà ritrovata e l'incertezza per ciò che il futuro potrebbe riservare.

È normale sentirsi sopraffatti da questo cambiamento così significativo nella routine quotidiana. Tuttavia, è importante riconoscere che la pensione offre l'opportunità di esplorare nuove strade e di reinventarsi. Prendersi del tempo per adattarsi a questa nuova fase della vita può aiutare a ridurre lo stress e l'ansia associati alla transizione.

Riflettere e Pianificare: La pensione è anche un momento per riflettere sulle nostre esperienze passate e per pianificare il futuro. Possiamo dedicare del tempo a pensare a ciò che abbiamo realizzato nella nostra carriera e ai successi che abbiamo ottenuto lungo il percorso.

Allo stesso tempo, possiamo esaminare i nostri valori e le nostre priorità per il futuro e stabilire obiettivi significativi per questa nuova fase della vita.

Ad esempio, potremmo decidere di concentrarci sulla nostra salute e benessere, sull'esplorazione di nuovi interessi o sul passare più tempo con la famiglia e gli amici.

Abbracciare l'Ottimismo: Nonostante le sfide che possiamo incontrare durante la pensione, è importante mantenere un atteggiamento ottimista e aperto alla possibilità.

La pensione offre l'opportunità di esplorare nuove passioni, coltivare relazioni significative e contribuire alla nostra comunità in modi significativi.

Possiamo scegliere di vedere la pensione come un nuovo capitolo emozionante della nostra vita, pieno di opportunità di crescita e realizzazione personale.

Conclusioni e Prospettive Future: In conclusione, la pensione è un momento di transizione che può portare con sé una serie di emozioni e sfide.

Tuttavia, è anche un momento di opportunità e crescita personale.

Prendersi del tempo per riflettere sul passato, pianificare per il futuro e mantenere un atteggiamento ottimista possono aiutarci a navigare con successo attraverso questa nuova fase della vita.

Che si tratti di esplorare nuovi interessi, passare del tempo con i nostri cari o contribuire alla nostra comunità, la pensione può essere un'opportunità per vivere una vita piena di significato, gratitudine e gioia.

Maria, con i suoi settant'anni, era una figura rispettata e ammirata nella comunità di Brooksville.

La sua presenza era come un faro di speranza e gentilezza, capace di illuminare anche i giorni più bui.

 La vita l'aveva portata attraverso molte sfide e tribolazioni, ma non aveva mai perso la sua fede nell'umanità e nella bellezza della vita.

Nata e cresciuta in una piccola fattoria nelle campagne, Maria aveva imparato fin da giovane il valore del duro lavoro e della solidarietà.

I suoi genitori l'avevano educata con principi di generosità e compassione, insegnandole che la vera ricchezza risiedeva nel dare agli altri.

Quando suo padre morì in un incidente sul lavoro, Maria prese in mano le redini della fattoria, aiutando sua madre a mantenere la famiglia a galla.

Nonostante le difficoltà, trovava sempre il tempo per tendere una mano a coloro che avevano bisogno, donando il suo cibo e il suo tempo alla comunità.

Quando raggiunse l'età adulta, Maria decise di dedicarsi completamente al servizio degli altri.

Lavorò come infermiera in un ospedale locale, prendendosi cura dei malati e dei bisognosi con gentilezza e compassione.

Le sue mani erano sempre pronte ad alleviare il dolore e a portare conforto a coloro che soffrivano.

Dopo aver lasciato il lavoro in ospedale, Maria si dedicò al volontariato presso il rifugio per senzatetto "Luce nella Notte".

Lì, trovò la sua vera vocazione: dare speranza e conforto a coloro che si sentivano persi e soli. Ogni giorno, preparava pasti caldi e nutritivi per i residenti del rifugio, mettendo tutto il suo amore e la sua cura in ogni piatto.

Ma il suo vero dono era la sua capacità di ascoltare e comprendere.

Le persone si rivolgevano a lei per trovare conforto e supporto, sapendo che avrebbero trovato in lei una guida compassionevole e saggia.

Maria li ascoltava con attenzione e comprensione, offrendo loro parole di incoraggiamento e speranza.

Una delle storie più toccanti della sua vita fu quella di un giovane senza tetto di nome Luca.

Arrivato al rifugio dopo aver perso tutto a causa della dipendenza da droghe, Luca era pieno di rabbia e disperazione.

Ma Maria vide oltre la sua maschera di duro e lo accolse con amore e compassione.

Con il passare del tempo, riuscì a instillare in lui la fiducia e la speranza per un futuro migliore.

Grazie al suo sostegno e alla sua guida, Luca riuscì a superare le sue dipendenze e a trovare un lavoro stabile.

La storia di Maria è solo una delle tante storie di successo di coloro che hanno attraversato il suo cammino.

La sua gentilezza e il suo altruismo hanno cambiato la vita di molte persone, offrendo loro una nuova alba di speranza e rinascita.

E mentre il sole sorgeva all'orizzonte, portava con sé una nuova giornata di opportunità e possibilità per coloro che avevano la fortuna di incontrare Maria lungo il loro cammino.

Capitolo 2: Esplorare Nuove Passioni e Interessi

Introduzione: La pensione offre l'opportunità di esplorare nuove passioni e interessi, aprendo la porta a un mondo di possibilità che possono arricchire la nostra vita in modi inaspettati.

In questo capitolo, esamineremo l'importanza di scoprire e coltivare nuove passioni durante la pensione e forniremo consigli pratici su come farlo in modo significativo.

Scoprire Nuove Passioni: Uno dei vantaggi più eccitanti della pensione è la libertà di esplorare ciò che ci appassiona veramente.

È il momento perfetto per chiedersi: "Cosa mi ha sempre interessato ma non ho mai avuto il tempo di esplorare a fondo?".

Questa domanda può aprirci a un mondo di possibilità. Potremmo scoprire una passione per l'arte, la musica, la scrittura, la cucina, il giardinaggio e molto altro ancora.

Per esempio, potremmo immergerci nell'arte dell'acquerello, sperimentando con colori e pennelli per creare opere uniche che riflettono la nostra creatività e visione unica del mondo.

Rivivere Passioni Dimenticate: La pensione offre anche l'opportunità di riscoprire passioni e interessi che potremmo aver trascurato nel corso degli anni.

 Potremmo ritornare a hobby che ci hanno appassionato in passato, come la pittura, il giardinaggio o la scrittura creativa.

Ad esempio, se un tempo amavamo scrivere, potremmo dedicare il nostro tempo alla creazione di racconti, poesie o memorie che catturano le esperienze e le emozioni della nostra vita.

Esplorare Nuove Sfide: Esplorare nuove passioni durante la pensione può anche significare sfidarsi e provare cose nuove.

Questo può essere sia emozionante che spaventoso, ma affrontare queste sfide può portare a una crescita personale significativa.

Ad esempio, potremmo decidere di imparare a suonare uno strumento musicale, sfidandoci con le note e le melodie per creare musica che risuoni con la nostra anima e ispiri gli altri.

Coltivare Passioni Condivise: Esplorare nuove passioni durante la pensione può anche essere un'opportunità per connettersi con gli altri e coltivare relazioni significative.

Possiamo unirci a club o gruppi locali che condividono i nostri interessi, partecipare a eventi comunitari o semplicemente condividere le nostre passioni con amici e familiari.

Ad esempio, se siamo appassionati di cucina, potremmo organizzare serate di cucina con amici o partecipare a eventi gastronomici locali per scoprire nuove ricette e piatti da gustare e condividere con gli altri.

Sostenere la Crescita Personale: Infine, esplorare nuove passioni durante la pensione può portare a una crescita personale significativa.

Ciò può includere lo sviluppo di nuove competenze, la scoperta di lati di noi stessi che non conoscevamo e una maggiore consapevolezza di ciò che ci rende davvero felici.

È importante approfittare di questa opportunità per esplorare, sperimentare e crescere come individui. Ad esempio, potremmo scoprire un nuovo talento per la fotografia, catturando momenti speciali e paesaggi mozzafiato che ci ispirano e ci riempiono di gioia.

Conclusioni: In conclusione, esplorare nuove passioni durante la pensione può essere una fonte di gioia, soddisfazione e crescita personale.

Che si tratti di scoprire nuovi hobby, rivivere passioni dimenticate o sfidarsi con nuove attività, la pensione offre l'opportunità di vivere una vita piena di significato e realizzazione.

Sfruttare questa opportunità per esplorare ciò che ci appassiona e coltivare interessi significativi può portare a una vita più appagante e soddisfacente nella nostra età d'oro.

Mentre la storia di Maria continua a illuminare le vite di coloro che incrociano il suo cammino, ci sono altre storie di generosità e altruismo che meritano di essere raccontate.

Una di queste storie è quella di Roberto, un giovane imprenditore che ha deciso di mettere al centro della sua vita il dare agli altri.

Roberto era cresciuto in una famiglia benestante, ma nonostante avesse avuto tutto a sua disposizione, sentiva che mancasse qualcosa nella sua vita.

Mentre il successo finanziario gli sorrideva, sentiva un vuoto nel suo cuore che nessuna quantità di denaro poteva colmare.

Fu durante un viaggio in un paese in via di sviluppo che Roberto ebbe un'illuminazione.

Durante la sua visita, vide la povertà e la sofferenza che molte persone dovevano affrontare ogni giorno.

Vide bambini che vivevano in condizioni terribili, senza accesso a cibo, acqua pulita o istruzione.

Fu in quel momento che Roberto capì che la sua vera missione nella vita non era accumulare ricchezza per sé stesso, ma usare la sua fortuna per aiutare gli altri.

Tornato a casa, Roberto decise di dedicare la sua vita al servizio degli altri.

Fondò una fondazione benefica che si concentrava sull'apporto di cambiamenti positivi nelle comunità bisognose in tutto il mondo. Costruì scuole, pozzi d'acqua e fornì assistenza medica a coloro che ne avevano bisogno.

Ma il suo lavoro non si limitava solo all'assistenza materiale.

Una parte importante della sua missione era anche quella di ispirare e educare gli altri sull'importanza del dare.

Viaggiava in tutto il mondo, tenendo discorsi motivazionali e incoraggiando gli altri a mettere le loro risorse al servizio degli altri.

La sua storia di rinuncia e altruismo ispirò molte persone a fare lo stesso, creando un movimento globale di solidarietà e compassione.

Una testimonianza che risuona particolarmente è quella di Elena, una giovane donna che ha beneficiato direttamente dell'aiuto di Roberto.

Cresciuta in una famiglia povera, Elena aveva poche speranze per il futuro.

Ma grazie alla fondazione di Roberto, ebbe l'opportunità di ricevere un'istruzione di qualità e di realizzare i suoi sogni.

Ora, Elena è diventata un medico di successo, dedicando la sua vita a fornire cure mediche alle comunità bisognose in tutto il mondo.

La storia di Roberto e di coloro che ha toccato con il suo altruismo è un esempio tangibile di come una singola persona possa fare la differenza nel mondo.

Attraverso il suo impegno e la sua generosità, ha lasciato un'impronta duratura sulle vite di molte persone, dimostrando che il vero successo risiede nel dare agli altri.

Capitolo 3: Promuovere il Benessere Fisico e Mentale

Introduzione: La pensione rappresenta un momento ideale per concentrarsi sul proprio benessere fisico e mentale.

In questo capitolo, esploreremo l'importanza di adottare uno stile di vita sano e bilanciato durante la pensione e forniremo consigli pratici su come promuovere il benessere fisico e mentale in modo efficace e duraturo.

Benefici dell'Esercizio Fisico: L'esercizio fisico regolare è fondamentale per mantenere la salute e il benessere durante la pensione.

Non solo aiuta a mantenere la forma fisica e a prevenire malattie croniche come il diabete e le malattie cardiache, ma può anche migliorare l'umore, ridurre lo stress e promuovere la qualità del sonno.

Esistono molte forme di esercizio adatte alle persone anziane, tra cui camminare, fare yoga, nuotare, fare giardinaggio e partecipare a lezioni di fitness per anziani.

Trovare un'attività che ci piace e che si adatta al nostro stile di vita può rendere l'esercizio fisico un piacere anziché un dovere.

Alimentazione Equilibrata: Una dieta equilibrata è essenziale per mantenere la salute e il benessere durante la pensione.

Mangiare una varietà di alimenti nutrienti, tra cui frutta, verdura, cereali integrali, proteine magre e grassi sani, può fornire al nostro corpo i nutrienti di cui ha bisogno per funzionare al meglio.

È importante anche bere a sufficienza acqua per mantenere l'idratazione e evitare bevande zuccherate e alcoliche in eccesso.

Possiamo anche considerare l'opportunità di consultare un nutrizionista per ottenere consigli personalizzati sulla dieta e sulle abitudini alimentari.

Gestione dello Stress: Lo stress può avere un impatto significativo sulla nostra salute e sul nostro benessere durante la pensione.

Trovare modi efficaci per gestire lo stress può aiutare a migliorare la qualità della vita e promuovere una maggiore felicità e soddisfazione.

Tecniche come la meditazione, la respirazione profonda, lo yoga e l'arte possono aiutare a ridurre lo stress e l'ansia, migliorare la concentrazione e promuovere la calma interiore.

È anche importante praticare la gratitudine e cercare il sostegno degli altri quando ne abbiamo bisogno.

Promuovere la Salute Mentale: La salute mentale è altrettanto importante quanto la salute fisica durante la pensione.

Mantenere la mente attiva e impegnata può aiutare a prevenire problemi come la depressione e l'ansia e promuovere una maggiore benessere emotivo.

Possiamo fare ciò partecipando a attività che ci stimolano mentalmente, come la lettura, il gioco degli scacchi, i cruciverba o la partecipazione a corsi ed eventi culturali.

Inoltre, mantenere relazioni sociali significative e cercare il sostegno di amici e familiari può essere un prezioso baluardo contro la solitudine e l'isolamento.

Sonno di Qualità: Il sonno di qualità è fondamentale per il benessere fisico e mentale durante la pensione. Dormire a sufficienza può aiutare a migliorare la concentrazione, la memoria e il benessere emotivo, nonché a ridurre il rischio di malattie croniche.

Per promuovere un sonno riposante, è importante mantenere una routine regolare di sonno, creare un ambiente confortevole e rilassante nella camera da letto e adottare pratiche di rilassamento prima di coricarsi, come la meditazione o il bagno caldo.

Prevenzione delle Malattie: Prevenire le malattie è essenziale per mantenere la salute e il benessere durante la pensione.

Ciò può includere pratiche come sottoporsi a controlli medici regolari, vaccinarsi contro le malattie prevenibili, adottare comportamenti sani come smettere di fumare e limitare il consumo di alcol e mantenere una buona igiene personale. Inoltre, è importante essere consapevoli dei segnali precoci di malattie e condizioni croniche e consultare un medico immediatamente se si manifestano sintomi preoccupanti.

Mantenere uno stile di vita sano e adottare misure preventive può aiutare a ridurre il rischio di sviluppare malattie e migliorare la qualità della vita durante la pensione.

Attività Intellettuali e Sociali: Promuovere la salute fisica e mentale durante la pensione non si limita all'esercizio fisico e alla dieta equilibrata.

È anche importante mantenere la mente attiva e impegnata attraverso attività intellettuali e sociali.

La partecipazione a corsi, gruppi di studio o attività culturali può aiutare a stimolare la mente, promuovere la creatività e fornire opportunità di apprendimento continuo.

Inoltre, coltivare relazioni sociali significative con amici, familiari e membri della comunità può migliorare il benessere emotivo e ridurre il rischio di depressione e solitudine.

Riduzione delle Dipendenze: Durante la pensione, è importante fare attenzione alle dipendenze e adottare misure per ridurne l'impatto sulla salute e sul benessere.

Questo può includere il controllo del consumo di alcol, il monitoraggio del consumo di farmaci prescritti e l'adottare misure per smettere di fumare. Le dipendenze possono avere gravi conseguenze sulla salute fisica e mentale e ridurre la qualità della vita durante la pensione, quindi è importante affrontarle con serietà e cercare il supporto necessario per superarle.

Monitoraggio della Salute: Infine, è importante monitorare regolarmente la propria salute durante la pensione e consultare un medico in caso di preoccupazioni o problemi.

Questo può includere sottoporsi a esami medici regolari, monitorare la pressione sanguigna, il livello di zucchero nel sangue e il colesterolo, e prestare attenzione ai cambiamenti nel benessere fisico e mentale.

Un tempestivo intervento medico può aiutare a prevenire o gestire le malattie e promuovere una migliore qualità della vita durante la pensione.

Conclusioni: In conclusione, promuovere il benessere fisico e mentale durante la pensione è fondamentale per godere di una vita piena e soddisfacente.

Adottare uno stile di vita sano e bilanciato, impegnarsi in attività fisiche, mentali e sociali stimolanti e monitorare regolarmente la propria salute può aiutare a prevenire malattie, migliorare la qualità della vita e garantire un invecchiamento attivo e gratificante.

Sfruttare questa fase della vita per prendersi cura di sé stessi può portare a una maggiore felicità, soddisfazione e realizzazione personale.

Mantenere una buona forma fisica è fondamentale per godere di una vita sana e attiva. In questo capitolo esploreremo alcuni parametri chiave per restare in forma, concentrandoci su cosa mangiare e che tipo di attività fisica svolgere.

Consigli - Dieta Equilibrata:

Una dieta equilibrata è essenziale per mantenere la salute e il benessere. Ecco alcuni suggerimenti dettagliati su cosa includere nella tua alimentazione quotidiana:

Frutta e Verdura: Assicurati di consumare almeno 5 porzioni di frutta e verdura al giorno. Questi alimenti sono ricchi di vitamine, minerali e antiossidanti essenziali per il tuo corpo. Opta per una varietà di colori per massimizzare i benefici per la salute.

1. **Proteine Magre:** Le proteine sono fondamentali per la costruzione e il ripristino dei tessuti muscolari. Scegli opzioni come pollo, pesce, uova, tofu e legumi. Limita il consumo di carni rosse e processate.

2. **Carboidrati Complessi:** I carboidrati complessi, come cereali integrali, riso integrale, quinoa e patate dolci, forniscono

energia sostenuta e sono ricchi di fibre, che favoriscono la digestione e la sazietà.

3. **Grassi Sani:** Includi fonti di grassi sani nella tua dieta, come avocado, noci, semi e oli vegetali. Questi grassi sono importanti per la salute del cuore e del cervello.

Consigli per Attività Fisica:

Per mantenere un corpo forte e in salute, è importante anche essere attivi. Ecco alcuni suggerimenti dettagliati su che tipo di attività fisica svolgere:

1. **Esercizio Cardiovascolare:** Fai almeno 150 minuti di attività cardiovascolare moderata o 75 minuti di attività intensa ogni settimana. Questo può includere camminare, correre, nuotare, andare in bicicletta o ballare.

2. **Allenamento della Forza:** Integrare l'allenamento della forza due o tre volte a settimana è essenziale per mantenere la massa

muscolare, migliorare la densità ossea e aumentare il metabolismo. Utilizza pesi liberi, macchine da palestra o il tuo peso corporeo per eseguire esercizi come sollevamento pesi, flessioni, affondi e squat.

3. **Stretching e Flessibilità:** Non trascurare l'importanza dello stretching per migliorare la flessibilità e prevenire le lesioni muscolari. Dedica del tempo a esercizi di stretching dopo ogni sessione di allenamento o pratica attività come lo yoga o il pilates per migliorare la tua flessibilità e rilassarti.

4. **Riposo Adeguato:** Infine, assicurati di concedere al tuo corpo il tempo di riposare e recuperare. Il sonno è fondamentale per il recupero muscolare, il rinnovamento delle energie e la salute mentale. Cerca di dormire almeno 7-9 ore ogni notte per ottimizzare il recupero fisico e cognitivo.

Seguendo questi parametri per una dieta equilibrata e un regime di attività fisica, sarai sulla buona strada per mantenerti in forma e godere di una vita piena di salute e vitalità.

Capitolo 4: Esplorare Nuove Destinazioni e Esperienze

Introduzione: La pensione offre l'opportunità di esplorare il mondo e vivere nuove avventure. In questo capitolo, esamineremo l'importanza di viaggiare durante la pensione e forniremo consigli pratici su come pianificare e godersi viaggi indimenticabili in questa fase della vita.

Benefici del Viaggiare: Viaggiare durante la pensione offre una serie di benefici per la salute fisica, mentale e emotiva.

Esplorare nuove destinazioni e culture può stimolare la mente, promuovere la creatività e migliorare la memoria e le funzioni cognitive.

Inoltre, viaggiare può ridurre lo stress, migliorare l'umore e promuovere una maggiore soddisfazione nella vita.

Esplorare il mondo può anche aiutare a promuovere il benessere emotivo e le relazioni interpersonali, offrendo l'opportunità di connettersi con nuove persone e condividere esperienze uniche.

Pianificazione del Viaggio: Pianificare un viaggio durante la pensione richiede una certa attenzione e preparazione, ma può essere incredibilmente gratificante.

La prima cosa da fare è decidere la destinazione del viaggio in base ai propri interessi, budget e preferenze personali.

Possiamo scegliere di esplorare destinazioni esotiche e lontane, fare un tour della nostra regione o del nostro paese, o semplicemente trascorrere del tempo in un luogo che ci ispira e ci rilassa.

Una volta scelta la destinazione, è importante pianificare i dettagli del viaggio, tra cui il trasporto, l'alloggio, le attività e gli eventi da partecipare.

Esplorare Destinazioni Esotiche: Viaggiare durante la pensione offre l'opportunità di esplorare destinazioni esotiche e lontane che magari abbiamo sempre sognato di visitare.

Possiamo optare per un'avventura in Asia, esplorando le antiche città e i paesaggi mozzafiato del Giappone, la Thailandia o l'India.

Oppure possiamo scegliere di esplorare l'affascinante cultura e la ricca storia dell'Europa, visitando città come Parigi, Roma o Barcellona. Indipendentemente dalla destinazione scelta, viaggiare durante la pensione ci permette di immergerci in nuove culture, gusti e esperienze che arricchiscono la nostra vita e ci lasciano ricordi duraturi.

Tour della Propria Regione o del Proprio Paese: Non è necessario viaggiare lontano per vivere avventure memorabili durante la pensione.

Esplorare la propria regione o il proprio paese può essere altrettanto emozionante e gratificante.

Possiamo pianificare un tour delle città vicine, visitare musei, siti storici e parchi nazionali o partecipare a eventi e festival locali. Questo ci permette di scoprire tesori nascosti nella nostra stessa zona e apprezzare la bellezza e la diversità del nostro paese.

Viaggi di Gruppo e Crociere: Viaggiare in gruppo durante la pensione può essere un'esperienza divertente e socialmente gratificante.

Ci sono molte organizzazioni e agenzie di viaggio che offrono pacchetti per viaggi di gruppo appositamente progettati per anziani, che includono tour guidati, crociere e vacanze all-inclusive.

Questi viaggi offrono l'opportunità di esplorare nuove destinazioni in compagnia di altri viaggiatori simili a noi, condividendo esperienze e creando ricordi indimenticabili insieme.

Viaggi di Avventura: Viaggiare durante la pensione non deve essere limitato a tour guidati o crociere.

Possiamo anche optare per avventure più avventurose e indipendenti, come fare un viaggio in camper attraverso il paese, fare trekking in montagna, fare volontariato all'estero o fare un safari in Africa.

Queste esperienze offrono l'opportunità di esplorare il mondo in modo più intimo e autentico, vivendo esperienze uniche e indimenticabili lungo il percorso.

Viaggiare in Famiglia: Viaggiare durante la pensione può anche essere un'opportunità per riconnettersi con la famiglia e condividere esperienze preziose insieme.

Possiamo pianificare vacanze in famiglia con figli, nipoti e altri cari, creando ricordi indimenticabili che saranno tesori per sempre.

Questo ci permette di rafforzare i legami familiari, condividere interessi e passioni comuni e trascorrere del tempo di qualità insieme.

Esplorare Nuovi Sapori e Cibi: Viaggiare durante la pensione offre l'opportunità di esplorare nuovi sapori e cibi provenienti da tutto il mondo.

Possiamo gustare piatti tradizionali locali, visitare mercati alimentari e festival gastronomici, e partecipare a lezioni di cucina per imparare a preparare piatti autentici da diverse culture.

Questo ci permette di ampliare i nostri orizzonti culinari, scoprire nuovi sapori e apprezzare la diversità della cucina mondiale.

Creare Ricordi Duraturi: Infine, viaggiare durante la pensione offre l'opportunità di creare ricordi duraturi che ci accompagneranno per il resto della vita.

I ricordi di avventure passate diventano tesori preziosi che possiamo condividere con gli altri e che ci riempiono di gioia e soddisfazione.

Che si tratti di una passeggiata sulla spiaggia al tramonto, di una cena con vista panoramica o di una conversazione con un estraneo che diventa un amico, ogni momento passato a viaggiare durante la pensione è un regalo da apprezzare e ricordare.

Conclusioni: In conclusione, viaggiare durante la pensione è un'opportunità unica per esplorare il mondo, vivere nuove esperienze e creare ricordi indimenticabili.

Che si tratti di esplorare destinazioni esotiche, fare un tour della propria regione o del proprio paese, partecipare a viaggi di gruppo o crociere, o optare per avventure più avventurose e indipendenti, viaggiare durante la pensione offre una miriade di possibilità e opportunità.

È un'occasione per allargare i propri orizzonti, arricchire la propria vita e creare legami duraturi con gli altri.

Che tu sia un esploratore navigato o un novizio nell'arte del viaggio, non c'è mai stato un momento migliore per intraprendere un'avventura e scoprire il mondo.

Sfruttare al massimo questa opportunità può portare a una vita più ricca, soddisfacente e significativa nella nostra età d'oro.

Gestione dello stress:

La gestione dello stress è un elemento cruciale per il benessere complessivo. In questo paragrafo, esploreremo nuovi approcci e strategie per affrontare lo stress nella vita di tutti i giorni, oltre a fornire testimonianze e consigli pratici per gestirlo in modo efficace.Nuove Strategie per Affrontare lo Stress:

Mindfulness e Meditazione: La pratica della mindfulness e della meditazione può aiutarti a sviluppare una maggiore consapevolezza del momento presente e a ridurre lo stress. Dedica qualche minuto ogni giorno alla meditazione, concentrati sul respiro e lascia che i pensieri passino senza giudizio.

Respirazione Profonda: Impara tecniche di respirazione profonda per calmare istantaneamente il sistema nervoso e ridurre lo stress. Prova la tecnica della respirazione diaframmatica, inspirando lentamente attraverso il naso, gonfiando il diaframma e poi espirando lentamente attraverso la bocca.

Attività Ricreative: Trova attività che ti appassionano e che ti permettono di staccare la mente dallo stress quotidiano. Potrebbe essere la lettura di un buon libro, la pittura, il giardinaggio o qualsiasi altra attività che ti rilassa e ti riempie di gioia.

Testimonianze di Successo:

Marco, 35 anni: "Ho sempre avuto un lavoro stressante, ma da quando ho iniziato a praticare la mindfulness regolarmente, ho notato un significativo miglioramento nella mia capacità di gestire lo stress. Ora mi sento più calmo e concentrato, e affronto le sfide con maggiore resilienza."

Anna, 28 anni: "Dopo aver introdotto la meditazione nella mia routine quotidiana, ho notato un notevole cambiamento nel mio livello di stress e ansia. Ora riesco a mantenere la calma anche nelle situazioni più difficili e a mantenere un equilibrio emotivo più stabile."

Consigli Aggiuntivi:

Esercizio Regolare: L'esercizio fisico è un ottimo modo per ridurre lo stress e migliorare il tuo umore. Trova un'attività che ti piace, che sia camminare, correre, fare yoga o ballare, e fallo regolarmente.

Gestione del Tempo: Organizza il tuo tempo in modo efficace, pianificando le attività e assegnando priorità. Impara a dire di no quando è necessario e delega compiti quando possibile per ridurre il carico di lavoro.

Supporto Sociale: Cerca il sostegno degli amici, della famiglia o di un terapeuta quando ne hai bisogno. Parlare dei tuoi sentimenti e condividere le tue preoccupazioni con gli altri può alleviare lo stress e offrirti nuove prospettive.

Con l'adozione di queste nuove strategie e l'ascolto delle testimonianze di coloro che hanno affrontato con successo lo stress, sarai in grado di gestire le sfide della vita con maggiore resilienza e equilibrio emotivo.

Capitolo 5: Creare un Legato Significativo

Introduzione: La pensione non è solo una fase di transizione dalla vita lavorativa alla vita di pensionamento; è anche un momento per riflettere sul proprio passato, valutare il presente e pianificare il futuro.

In questo capitolo, esploreremo l'importanza di creare un legato significativo durante la pensione e forniremo consigli pratici su come farlo in modo che il nostro impatto possa durare per le generazioni a venire.

Valutare il Proprio Passato: Prima di poter creare un legato significativo, è importante prendersi del tempo per riflettere sul proprio passato e valutare le esperienze, le sfide e le realizzazioni che hanno plasmato chi siamo oggi.

Possiamo fare ciò scrivendo una memoria, tenendo un diario o semplicemente facendo una passeggiata lungo la memoria lane della nostra vita.

Questo ci aiuta a capire meglio noi stessi, le nostre motivazioni e i nostri valori, e ci prepara a creare un legato che rispecchi chi siamo e ciò che crediamo.

Identificare i Valori Fondamentali: Uno dei primi passi per creare un legato significativo è identificare i valori fondamentali che guidano le nostre azioni e decisioni.

Possiamo fare ciò riflettendo su ciò che è davvero importante per noi nella vita e su quali principi vogliamo trasmettere alle generazioni future.

Questi valori possono includere la compassione, l'integrità, la generosità, la resilienza e molto altro ancora.

Identificare i nostri valori ci aiuta a vivere in linea con la nostra autenticità e a creare un legato che rispecchi i nostri più profondi principi e credenze.

Pianificare il Futuro: Creare un legato significativo durante la pensione richiede una certa pianificazione e preparazione.

Possiamo iniziare riflettendo su ciò che speriamo di ottenere nel futuro e su come possiamo contribuire a realizzare tali obiettivi.

Questo può includere la pianificazione finanziaria, la creazione di un testamento o di un piano successorio, la donazione di tempo o risorse a cause benefiche, o la trasmissione di conoscenze e competenze alle generazioni future.

Pianificare il nostro futuro ci aiuta a garantire che il nostro legato sia intenzionale, significativo e duraturo.

Trasmettere Conoscenze e Esperienze: Una parte importante di creare un legato significativo durante la pensione è la trasmissione di conoscenze e esperienze alle generazioni future.

Possiamo fare ciò attraverso la narrazione delle nostre storie di vita, la condivisione di ricordi e lezioni apprese, e l'insegnamento di abilità e competenze pratiche.

Questo non solo ci permette di preservare la nostra eredità personale, ma può anche ispirare e influenzare positivamente gli altri lungo il cammino.

Supportare Cause Benefiche: Creare un legato significativo può anche significare supportare cause benefiche e organizzazioni senza scopo di lucro che rispecchiano i nostri valori e interessi.

Possiamo fare ciò donando tempo, risorse o competenze a organizzazioni che sostengono cause come la salute, l'istruzione, l'ambiente, i diritti umani o la lotta contro la povertà.

Questo ci permette di fare una differenza tangibile nel mondo e di lasciare un'impronta duratura sulla comunità e sulla società nel suo complesso.

Coltivare Relazioni Significative: Infine, creare un legato significativo durante la pensione significa coltivare relazioni significative con gli altri e lasciare un'impronta positiva nelle vite delle persone che ci circondano.

Possiamo fare ciò attraverso gesti di gentilezza, supporto emotivo e relazioni autentiche e significative con amici, familiari, colleghi e membri della comunità.

Questo ci permette di lasciare un'impronta duratura sulle persone che incontriamo lungo il cammino e di creare un legato che va oltre le nostre stesse vite.

Raccontare le Storie di Famiglia: Una parte importante di creare un legato significativo è preservare e condividere le storie e le tradizioni di famiglia.

Possiamo fare ciò attraverso la narrazione delle nostre storie di famiglia, la conservazione di fotografie e documenti storici, e la condivisione di ricordi e aneddoti con le generazioni future.

Questo ci permette di mantenere vive le nostre radici familiari e di trasmettere l'eredità culturale e storica alle generazioni a venire.

Promuovere l'Istruzione e la Cultura: Creare un legato significativo può anche significare promuovere l'istruzione e la cultura attraverso il sostegno a istituzioni educative e culturali.

Possiamo fare ciò attraverso donazioni finanziarie, volontariato in scuole e biblioteche, o partecipazione a eventi e programmi culturali.

Questo ci permette di promuovere l'accesso all'istruzione e alla cultura per tutti e di lasciare un'impronta duratura nel campo dell'educazione e delle arti.

Supportare la Salute e il Benessere: Un'altra parte importante di creare un legato significativo è supportare la salute e il benessere delle persone e delle comunità.

Possiamo fare ciò attraverso il sostegno a organizzazioni e programmi che promuovono la salute fisica e mentale, la prevenzione delle malattie e l'accesso alle cure mediche.

Questo ci permette di fare una differenza positiva nella vita degli altri e di lasciare un'impronta duratura nel campo della salute pubblica.

Preservare l'Ambiente e la Sostenibilità: Infine, creare un legato significativo può significare preservare l'ambiente e promuovere la sostenibilità per le generazioni future.

Possiamo fare ciò sostenendo organizzazioni e iniziative che lavorano per la conservazione della natura, la protezione degli ecosistemi e la promozione di pratiche sostenibili.

Questo ci permette di preservare la bellezza e la diversità del nostro pianeta per le generazioni a venire e di lasciare un'impronta duratura nel campo della conservazione ambientale.

Promuovere l'Equità e la Giustizia Sociale: Creare un legato significativo può anche significare promuovere l'equità e la giustizia sociale attraverso il sostegno a cause e movimenti che lottano contro l'ingiustizia, la discriminazione e l'oppressione.

Possiamo fare ciò attraverso il sostegno a organizzazioni e iniziative che lavorano per i diritti umani, l'uguaglianza di genere, i diritti civili e altro ancora.

Questo ci permette di contribuire a costruire un mondo più giusto e inclusivo per tutti e di lasciare un'impronta duratura nel campo della giustizia sociale.

Coinvolgere le Generazioni Future: Una parte importante di creare un legato significativo è coinvolgere le generazioni future nel processo e nel lavoro.

Possiamo fare ciò incoraggiando i giovani a partecipare a iniziative e programmi che promuovono la consapevolezza sociale, l'attivismo e il cambiamento positivo.

Questo ci permette di ispirare e guidare le generazioni future verso un futuro migliore e di lasciare un'impronta duratura nel campo della leadership e dell'attivismo.

Promuovere l'Empowerment Individuale: Infine, creare un legato significativo significa promuovere l'empowerment individuale e l'autonomia delle persone.

Possiamo fare ciò fornendo risorse, sostegno e opportunità a coloro che sono in cerca di crescita personale, sviluppo professionale e realizzazione dei propri sogni.

Questo ci permette di aiutare gli altri a realizzare il proprio potenziale e a vivere una vita piena e soddisfacente, lasciando un'impronta duratura nel campo dell'empowerment individuale.

In conclusione, creare un legato significativo durante la pensione è un'opportunità unica per riflettere sul nostro passato, valutare il nostro presente e pianificare il nostro futuro. Sfruttare al massimo questa fase della vita per creare un'impronta duratura può portare a una maggiore soddisfazione, realizzazione e significato nella nostra età d'oro.

Che si tratti di trasmettere conoscenze e esperienze, supportare cause benefiche, o coltivare relazioni significative con gli altri, ciascuno di noi ha il potenziale per fare una differenza nel mondo e lasciare un'impronta duratura per le generazioni a venire.

Anziani in pensione che hanno migliorato le loro vite:

Maria, 70 anni: Dopo il pensionamento, Maria ha deciso di dedicarsi al volontariato presso un rifugio per senzatetto nella sua comunità.

Attraverso il suo impegno e la sua gentilezza, ha aiutato molte persone senza fissa dimora a trovare conforto e sostegno, dando un nuovo significato alla sua vita dopo la pensione.

Giovanni, 68 anni: Dopo una vita dedicata alla carriera in un'azienda multinazionale, Giovanni ha deciso di coltivare la sua passione per la pittura.

Ha frequentato corsi d'arte e ha iniziato a dipingere regolarmente, scoprendo un talento nascosto e una fonte di gioia e realizzazione personale.

Carla, 72 anni: Carla ha iniziato a praticare lo yoga dopo la pensione, cercando di migliorare la sua salute fisica e mentale.

Con costanza e impegno, ha ottenuto notevoli progressi nella flessibilità, nella forza e nella tranquillità interiore, dimostrando che l'età non è mai un ostacolo per il benessere.

Luigi, 75 anni: Dopo aver perso la moglie, Luigi ha deciso di viaggiare per il mondo, esplorando luoghi nuovi e incontrando persone diverse.

Attraverso queste esperienze, ha trovato conforto, ispirazione e nuove prospettive sulla vita, dimostrando che è possibile trovare gioia e avventura in ogni età.

Elena, 68 anni: Elena ha intrapreso un corso di scrittura creativa dopo la pensione, realizzando il suo sogno di diventare una scrittrice.

Ha pubblicato diverse storie e racconti, condividendo le sue esperienze di vita e ispirando altri con la sua creatività e la sua passione per le parole.

Antonio, 70 anni: Antonio ha iniziato a dedicarsi alla fotografia, esplorando il mondo attraverso l'obiettivo della sua macchina fotografica.

Le sue immagini hanno catturato la bellezza della natura, la diversità delle culture e l'essenza della vita, dimostrando che la creatività non conosce limiti di età.

Giulia, 72 anni: Giulia ha iniziato a frequentare corsi di cucina dopo la pensione, imparando nuove ricette e tecniche culinarie da diverse culture.

Ora organizza cene gourmet per la famiglia e gli amici, mostrando che la passione per il cibo può essere una fonte di gioia e condivisione anche in età avanzata.

Franco, 73 anni: Franco ha deciso di impegnarsi nel giardinaggio dopo la pensione, trasformando il suo giardino in un'oasi di colori e profumi.

Il contatto con la natura e il lavoro con le piante gli hanno donato serenità e soddisfazione, dimostrando che anche le attività semplici possono portare grande felicità.

Anna, 69 anni: Anna ha iniziato a studiare una nuova lingua dopo la pensione, iscrivendosi a lezioni di spagnolo.

Grazie al suo impegno e alla sua determinazione, ha acquisito fluentezza nella lingua e ha potuto viaggiare in Spagna e in America Latina, arricchendo la sua vita con nuove esperienze e amicizie.

Mario, 71 anni: Mario ha abbracciato lo spirito dell'avventura dopo la pensione, partecipando a escursioni in montagna e a viaggi in luoghi remoti.

Le sfide fisiche e la bellezza della natura lo hanno riempito di energia e gratitudine, dimostrando che l'età è solo un numero quando si tratta di perseguire i propri sogni.

Ecco una lista di 30 passatempi adatti agli anziani da fare giornalmente:

1. **Giardinaggio:** Coltivare fiori, piante o ortaggi può essere rilassante e gratificante.

2. **Lettura:** Leggere libri, giornali o riviste su argomenti di interesse personale.

3. **Scrittura:** Tenere un diario personale o scrivere storie, poesie o memorie.

4. **Pittura o Disegno:** Sperimentare con colori e forme può essere un modo eccellente per esprimere la creatività.

5. **Musica:** Ascoltare musica preferita o imparare a suonare uno strumento musicale.

6. **Cucina:** Sperimentare in cucina con nuove ricette o preparare piatti tradizionali.

7. **Passeggiate:** Fare passeggiate all'aperto per godersi la natura e mantenere attiva la circolazione.

8. **Fotografia:** Scattare foto della famiglia, della natura o di eventi locali.

9. **Artigianato:** Creare oggetti artigianali come gioielli, sculture o decorazioni per la casa.

10. **Giochi da Tavolo:** Giocare a giochi da tavolo come scacchi, dama, o carte con amici o familiari.

11. **Tai Chi o Yoga:** Praticare esercizi di tai chi o yoga per migliorare l'equilibrio e la flessibilità.

12. **Scambio di Racconti:** Condividere storie della propria vita con amici o familiari.

13. **Volontariato:** Dare una mano alla comunità attraverso attività di volontariato presso ospedali, biblioteche o associazioni locali.

14. **Visite Culturali:** Visitare musei, mostre d'arte o luoghi storici per imparare qualcosa di nuovo.

15. **Lavoro Manuale:** Realizzare progetti di falegnameria, bricolage o riparazioni domestiche.

16. **Ginnastica Dolce:** Partecipare a lezioni di ginnastica dolce o stretching per mantenere attiva la mobilità.

17. **Letteratura:** Organizzare un club del libro o partecipare a gruppi di lettura per discutere di libri e autori preferiti.

18. **Giardinaggio Pensile:** Coltivare piante o erbe aromatiche su balconi o terrazzi.

19. **Modellismo:** Costruire modelli di treni, navi o aerei.

20. **Scacchi:** Migliorare le capacità tattiche e strategiche giocando a scacchi con amici o online.

21. **Cura degli Animali:** Prendersi cura di animali domestici come cani, gatti o pesci.

22. **Puzzle:** Risolvere puzzle o rompicapi per stimolare la mente.

23. **Gruppi di Supporto:** Partecipare a gruppi di supporto per condividere esperienze e trovare sostegno reciproco.

24. **Nuove Tecnologie:** Imparare a utilizzare computer, tablet o smartphone per rimanere in contatto con amici e familiari e per esplorare nuove attività online.

25. **Terapia Artistica:** Partecipare a sessioni di terapia artistica per esprimere emozioni attraverso l'arte.

26. **Corsi di Lingua:** Imparare una nuova lingua o migliorare le conoscenze linguistiche attraverso corsi o apposite lezioni.

27. **Storia Locale:** Studiare la storia locale della propria città o regione.

28. **Meditazione Guidata:** Partecipare a sessioni di meditazione guidata per rilassarsi e trovare serenità.

29. **Piccoli Progetti Fai-da-te:** Realizzare progetti creativi come scrapbooking, decorazioni natalizie o lavori di cucito.

30. **Attività Sociali:** Organizzare cene, incontri o eventi sociali con amici e familiari per mantenere attivi i rapporti sociali.

Titolo: "L'Affare dell'Anziano: Un Viaggio nel Mondo dell'Affiliate Marketing"

Testimonianza: L'Inizio di una Nuova Avventura

Era una giornata luminosa di primavera quando Giovanni, un anziano di 62 anni appena andato in pensione, si ritrovò seduto nel suo piccolo appartamento.

Guardò fuori dalla finestra con un misto di emozione e incertezza. Aveva lavorato duramente per tutta la vita, ma ora, con una modesta pensione mensile di soli 1000 euro, si chiedeva come avrebbe fatto a far fronte alle spese quotidiane.

Mentre sorseggiava il suo caffè mattutino, Giovanni navigò su internet alla ricerca di modi per integrare il suo reddito.

Aveva sentito parlare dell'affiliate marketing, un modello di business in cui si promuovono prodotti o servizi di altre aziende in cambio di commissioni sulle vendite generate.

Intrigato da questa possibilità, decise di approfondire l'argomento.

Alla Scoperta del Potenziale dell'Affiliate Marketing

Con il passare dei giorni, Giovanni si immerse sempre di più nello studio dell'affiliate marketing.

Scoprì che poteva promuovere una vasta gamma di prodotti, dalle creme antirughe ai libri di cucina, dai corsi online alle attrezzature per il giardinaggio.

La sua mente si riempì di idee mentre immaginava le possibilità di guadagno che questo nuovo mondo gli offriva.

Dopo aver compreso i concetti di base, Giovanni decise di mettere in pratica ciò che aveva imparato.

Creò un blog dedicato al giardinaggio, una passione che aveva coltivato per anni.

Scrisse articoli informativi su come coltivare ortaggi biologici e su come progettare un giardino perfetto.

Pian piano, il suo blog cominciò a guadagnare visibilità e ad attirare lettori interessati alle sue conoscenze.

La Collaborazione con Aziende Affiliate

Con il suo blog ormai avviato, Giovanni decise di cercare aziende affiliate con cui collaborare.

Contattò diversi negozi online specializzati in prodotti per il giardinaggio e propose loro di promuovere i loro articoli sul suo blog in cambio di una percentuale sulle vendite generate.

Per la sua sorpresa, molte aziende accettarono con entusiasmo la sua proposta.

In breve tempo, Giovanni divenne affiliato di diversi marchi rinomati nel settore del giardinaggio, ottenendo così accesso a una vasta gamma di prodotti da promuovere sul suo blog.

La Crescita del Business Online

Con il passare delle settimane, il blog di Giovanni cominciò a crescere in modo esponenziale.

Grazie al suo impegno costante e alla qualità dei suoi contenuti, attirò sempre più visitatori interessati al giardinaggio.

Le sue recensioni di prodotti diventarono sempre più popolari, e le commissioni sulle vendite iniziarono ad arrivare.

Giovanni non poteva credere alla sua fortuna.

Ciò che era iniziato come un esperimento per integrare il suo reddito si stava trasformando in un'opportunità reale di guadagno.

Ogni giorno si svegliava con entusiasmo, desideroso di scrivere nuovi articoli e di scoprire nuovi prodotti da promuovere.

Il Successo e le Sfide dell'Affiliate Marketing

Tuttavia, il cammino di Giovanni non fu privo di sfide. Si trovò a dover affrontare la concorrenza di altri blogger nel suo settore e a navigare tra le complesse dinamiche del marketing online.

Ciononostante, con determinazione e perseveranza, riuscì a superare gli ostacoli e a consolidare il suo ruolo nel mondo dell'affiliate marketing.

Con il passare del tempo, le sue entrate mensili aumentarono costantemente, superando di gran lunga le sue aspettative iniziali.

Riuscì persino a raggiungere un accordo di sponsorizzazione con un'importante azienda nel settore del giardinaggio, garantendosi un flusso costante di entrate.

Il Futuro di Giovanni nell'Affiliate Marketing

Oggi, Giovanni guarda indietro con gratitudine al giorno in cui ha deciso di intraprendere il suo viaggio nell'affiliate marketing.

Ci sono state sfide lungo la strada, ma anche grandi soddisfazioni e successi.

Ogni giorno, si sveglia con la consapevolezza che il suo lavoro non solo gli permette di guadagnare un reddito supplementare, ma anche di condividere la sua passione per il giardinaggio con persone di tutto il mondo.

Per Giovanni, l'affiliate marketing non è solo un'opportunità di guadagno, ma anche un modo per mantenere viva la sua creatività, la sua curiosità e il suo senso di scopo.

Guardando avanti, è ansioso di continuare il suo viaggio e di vedere dove lo porterà il futuro nel mondo sempre più dinamico dell'e-commerce e del marketing online.

Come vedi, non solo potrebbe diventare un passatempo, ma anche un'entrata extra per integrare la proprio pensione.

Ecco un altro caso di anziani che dopo la pensione si sono messi a lavorare con internet eguagliando la loro entrata pensionistica.

"La Penna dell'Anziano: Un Viaggio nell'Auto-Pubblicazione"

La Scoperta di una Nuova Passione

Mentre la maggior parte delle persone sognava la pensione come un momento di riposo e relax, per Maria, di 67 anni, fu invece l'inizio di una nuova avventura.

Fin da giovane aveva amato scrivere, ma i doveri familiari e il lavoro a tempo pieno non le avevano mai permesso di dedicarsi completamente alla sua passione.

Con il pensionamento alle spalle e una vita di esperienza alle spalle, Maria decise di riprendere in mano la sua penna e di dare vita alle storie che aveva tenuto nel suo cuore per così tanto tempo.

Si immerse completamente nel suo mondo di fantasia,
creando personaggi vividi e mondi ricchi di dettagli.
Scrivere divenne per lei una fonte di gioia e
soddisfazione che non aveva mai sperimentato prima.

L'Esordio nell'Auto-Pubblicazione

Dopo aver completato il suo primo romanzo, Maria
decise di esplorare le possibilità dell'auto-
pubblicazione.

Aveva sentito parlare di piattaforme online come
Amazon che consentivano agli autori di pubblicare i
propri libri in formato digitale e cartaceo senza dover
passare attraverso le vie tradizionali delle case
editrici.

Con un po' di incertezza ma anche con grande
determinazione, Maria caricò il suo romanzo su
Amazon e lo pubblicò come ebook e libro cartaceo.

 Era emozionata ma anche un po' nervosa riguardo
alla ricezione del suo lavoro da parte del pubblico.

Il Successo Inaspettato

Le settimane passarono e, per sua sorpresa, il romanzo di Maria iniziò a ricevere recensioni positive da parte dei lettori. Le sue storie avevano catturato l'immaginazione di molte persone, che apprezzavano la sua scrittura coinvolgente e i suoi personaggi ben sviluppati.

Con il passare del tempo, le vendite del suo libro iniziarono a crescere costantemente.

Maria si trovò incredula di fronte al fatto che la sua passione per la scrittura potesse anche trasformarsi in una fonte di reddito stabile.

Il denaro che guadagnava dalle vendite dei suoi libri iniziava persino ad eguagliare la sua modesta pensione.

La Realizzazione di un Sogno

Con il successo del suo primo libro, Maria non si fermò.

Continuò a scrivere e pubblicare regolarmente nuove storie, esplorando una varietà di generi e argomenti.

Ogni nuovo libro che metteva in vendita su Amazon riceveva un'accoglienza calorosa da parte del pubblico, confermando il talento di Maria come scrittrice.

Oggi, Maria guarda indietro con gratitudine al giorno in cui ha deciso di intraprendere il suo viaggio nell'auto-pubblicazione.

Ci sono state sfide lungo la strada, ma anche grandi soddisfazioni e successi. Grazie alla sua passione e al suo impegno, è riuscita a realizzare un sogno che aveva tenuto nel suo cuore per tutta la vita.

Per Maria, scrivere non è solo un modo per guadagnare un reddito supplementare, ma anche una forma di espressione personale e di realizzazione creativa.

Guardando avanti, è ansiosa di continuare il suo viaggio come scrittrice e di vedere dove la sua penna la porterà in futuro.

Come nota dell'autore, passare da una vita in movimento ad una vita sedentaria non è semplice, ecco perché molte persone che sono in età pensionabili si cimentano in nuovi lavori online per integrare la loro pensione e per sentirsi sempre attivi.

Mi permetto di lasciarvi un sito web molto interessante per imparare a lavorare online in solo 2 giorni.

http://www.andiamosulpersonale.com

Se vuoi leggere altre testimonianze e video testimonianze cliccare qui:

http://www.simoneazzurri.com/testimonianze

Ecco un piccolo calendario, che potrai modificare a tuo piacimento.

```
--------------------------------------------------------------------------
Lunedì         | Martedì     | Mercoledì | Giovedì    | Venerdì   |
--------------------------------------------------------------------------
Mattina:       | Mattina:    | Mattina:    | Mattina:   | Mattina:  |
- Passeggiata  | - Lettura   | - Giardinaggio | - Visita medica | - Attività creativa
Pomeriggio:    | Pomeriggio: | Pomeriggio: | Pomeriggio: | Pomeriggio: |
- Corsi di Yoga | - Scrittura | - Attività Sociale | - Lezione di Musica | - Hobby |
Sera:          | Sera:       | Sera:       | Sera:      | Sera:     |
- Cena con amici | - Guardare un film | - Giocare a carte | - Relax | - Lettura |
--------------------------------------------------------------------------
```

Parte 2;

Il segreto per vivere fino a 100 anni

Introduzione

Benvenuti a "Il Segreto per Vivere fino a 100 Anni". In questo libro, esploreremo i principi fondamentali per una vita lunga, sana e soddisfacente. Vivere fino a cent'anni non è solo una questione di genetica fortunata, ma dipende anche dalle scelte quotidiane che facciamo. Esamineremo i fattori chiave che contribuiscono alla longevità e forniremo consigli pratici su come integrare abitudini salutari nella tua vita quotidiana.

Alimentazione e Nutrizione

Una dieta equilibrata è fondamentale per la salute a lungo termine. In questo capitolo, esploreremo i principi di base di una dieta sana e forniremo suggerimenti su come creare pasti nutrienti e gustosi. Dalla varietà di frutta e verdura alla moderazione nelle porzioni e alla scelta di alimenti integrali, imparerai come fare scelte alimentari che favoriscono la longevità e il benessere.

Attività Fisica e Movimento

L'esercizio regolare è essenziale per mantenere il corpo forte e resistente alle malattie. Esamineremo i molteplici benefici dell'attività fisica e forniremo consigli su come integrare l'esercizio nella tua routine quotidiana, indipendentemente dall'età o dalle capacità fisiche. Dalla camminata alla yoga, scoprirai quali attività sono più adatte al tuo stile di vita e come ottenere il massimo beneficio dall'attività fisica.

Capitolo 4: Gestione dello Stress e Benessere Mentale

Lo stress e l'ansia possono avere un impatto significativo sulla nostra salute e sulla nostra qualità di vita. In questo capitolo, esploreremo strategie pratiche per gestire lo stress e promuovere il benessere mentale. Dalla meditazione alla respirazione profonda e alla mindfulness, imparerai tecniche efficaci per ridurre lo stress e migliorare la tua salute emotiva e mentale.

Capitolo 5: Relazioni Sociali e Supporto Sociale

Le relazioni sociali sono un elemento fondamentale per il benessere emotivo e fisico. Esamineremo l'importanza di mantenere connessioni significative con gli altri e forniremo consigli su come coltivare relazioni positive nella tua vita. Dall'organizzazione di attività con amici e familiari alla partecipazione a gruppi di supporto, scoprirai come le relazioni sociali possono contribuire alla tua felicità e alla tua longevità.

Questo è solo l'inizio del libro "Il Segreto per Vivere fino a 100 Anni". Ogni capitolo approfondisce un aspetto fondamentale per una vita lunga e sana, offrendo consigli pratici e suggerimenti per integrare abitudini salutari nella tua vita quotidiana.

Alimentazione e Longevità: Il Potere della Nutrizione

Introduzione

L'alimentazione è stata da sempre un tema centrale nelle discussioni sulla salute e sulla longevità. In questo capitolo, esploreremo dettagliatamente il ruolo cruciale che l'alimentazione gioca nel determinare la nostra qualità di vita e la nostra longevità. Dalla scelta degli alimenti alla composizione di una dieta equilibrata, analizzeremo come le nostre abitudini alimentari possano influenzare il nostro benessere fisico e mentale nel corso degli anni.

L'Importanza della Dieta nella Longevità

Una dieta equilibrata è uno dei pilastri fondamentali per una vita lunga e sana. Ma cosa significa esattamente "dieta equilibrata"? Non si tratta solo di limitarsi a mangiare porzioni bilanciate di carboidrati, proteine e grassi, ma anche di scegliere alimenti nutrienti che forniscono una vasta gamma di sostanze benefiche per il nostro organismo.

La Dieta Mediterranea: Un Modello di Longevità

Tra le varie diete esaminate dagli studiosi, quella mediterranea spicca per i suoi numerosi benefici per la salute e la longevità. Basata principalmente su alimenti vegetali, come frutta, verdura, legumi e cereali integrali, ma anche su pesce, olio d'oliva e una moderata quantità di vino rosso, la dieta mediterranea è associata a un ridotto rischio di malattie cardiache, ictus, diabete e persino alcuni tipi di cancro.

Testimonianze di Longevità

Le testimonianze di persone famose che hanno vissuto a lungo possono fornire preziose lezioni su come una dieta sana possa contribuire alla longevità e al benessere. Ecco alcune storie interessanti:

1. **Nonna Emma, 102 anni**: "Ho sempre mangiato i prodotti della mia terra, coltivati con le mie mani. Le verdure fresche, le erbe aromatiche e l'olio extravergine d'oliva sono stati i protagonisti della mia alimentazione. Mai esagerare, sempre con moderazione e tanta gratitudine per ciò che la natura ci offre."

2. **Nonno Giovanni, 98 anni**: "Da giovane, ho lavorato come contadino. Mangiavamo quello che coltivavamo: pomodori, melanzane, zucchine... tutto fresco e di stagione. E poi il pane fatto in casa, che profumo! Una vita semplice e genuina, fatta di cibi autentici e tanta fatica, ma anche tanta soddisfazione."

3. **Nonna Maria, 104 anni**: "La mia dieta segreta? Tanto pesce! Cresciuta sulle coste del Mediterraneo, il pesce è sempre stato il nostro pane quotidiano. Ricordo ancora mio padre che tornava dalla pesca e preparava il pesce appena pescato. Fresco, leggero e delizioso. Ecco il segreto della mia longevità!"

Persone Famose Longeve

4. **Kirk Douglas (1916-2020)**: L'attore Kirk
    Douglas, famoso per i suoi ruoli iconici nel
    cinema hollywoodiano, ha vissuto fino all'età
    di 103 anni. La sua longevità è stata attribuita
    anche al suo stile di vita attivo e alla sua dieta
    sana.

5. **Olivia de Havilland (1916-2020)**: La
    leggendaria attrice Olivia de Havilland,
    vincitrice di due premi Oscar, ha raggiunto
    l'età di 104 anni. Era nota per il suo amore per
    uno stile di vita sano e per la sua dieta
    equilibrata.

6. **Adele Dunlap (1902-2017)**: La donna più
    anziana d'America al momento della sua
    morte, Adele Dunlap, ha vissuto fino all'età di
    114 anni. Sebbene non fosse una celebrità nel
    senso tradizionale, la sua longevità ha attirato
    l'attenzione dei media e ha ispirato molti con
    il suo spirito vivace e la sua gioia di vivere.

Queste testimonianze dimostrano che una dieta sana e
equilibrata può essere un elemento chiave per una vita
lunga e piena di vitalità.

Incorporare abitudini alimentari sane nella propria
routine quotidiana può essere il primo passo verso un
invecchiamento attivo e un benessere duraturo.

Nonno Mario, 102 anni: La Vita Come Una Sinfonia Inarrestabile

"Quando guardo indietro alla mia lunga vita, vedo un'opera musicale intricata, piena di note alte e basse, di melodie gioiose e struggenti. Sono nato in un'epoca di grandi cambiamenti, ma anche di grandi speranze. La mia è stata una vita vissuta tra le righe di una partitura scritta dal destino, eppure ho imparato che possiamo influenzare il tono della nostra melodia con le scelte che facciamo ogni giorno, soprattutto quando si tratta di salute e benessere.

Sono stato benedetto con una salute robusta fin dall'infanzia, ma ho imparato presto che la salute è una melodia da comporre con cura. Crescendo, ho visto il mondo trasformarsi davanti ai miei occhi: ho vissuto due guerre mondiali, ho assistito alla nascita della televisione e della tecnologia moderna, ho conosciuto l'amore e la perdita, la gioia e il dolore. Ma in ogni tappa del mio viaggio, ho sempre cercato di mantenere un equilibrio tra corpo, mente e spirito.

La mia dieta è stata una delle chiavi per la mia longevità. Crescendo in una famiglia contadina, ho imparato a valorizzare il cibo fresco e locale. Le verdure dell'orto di mia madre, il pane appena sfornato dal forno del villaggio, il formaggio fatto in casa... ogni boccone era un tributo alla generosità della terra e al lavoro duro dei contadini. Anche da anziano, ho continuato a seguire una dieta ricca di frutta, verdura, pesce e olio d'oliva, mantenendo lontano i cibi trasformati e ricchi di zuccheri.

Ma la salute va oltre la dieta. Ho sempre creduto nel potere del movimento e dell'attività fisica. Anche se non ho mai frequentato palestre o seguito programmi di allenamento rigorosi, ho sempre mantenuto uno stile di vita attivo. Lunghe passeggiate all'aria aperta, sessioni di giardinaggio nel mio piccolo orto, partite di bocce con gli amici del quartiere... ogni momento trascorso in movimento era un investimento nel mio futuro benessere.

Ma forse il segreto più importante della mia longevità è stato il mantenere viva la mia passione per la vita. Ho continuato a coltivare i miei interessi e le mie relazioni, a imparare cose nuove e a inseguire i miei sogni. Anche a 102 anni, mi sveglio ogni mattina con un senso di gratitudine per il giorno che mi aspetta e con la consapevolezza che la vita è un dono prezioso da celebrare ogni giorno.

La longevità non è solo una questione di genetica o fortuna, ma anche di scelte consapevoli e di uno spirito resiliente. Sono grato per ogni nota della mia lunga sinfonia, e continuerò a suonare la mia melodia con gioia e determinazione finché il mio cuore batterà."

Questa testimonianza di Nonno Mario ci ricorda che la vita è un'opera d'arte da comporre con cura e passione, e che la longevità è il frutto di uno stile di vita sano, di relazioni significative e di una mente aperta a nuove esperienze.

**Testimonianza di Giulia Rossi, 94 anni:
Un'Eredita di Saggezza e Vitalità**

Sono Giulia Rossi e ho avuto il privilegio di vivere 94 anni pieni di esperienze, sfide e gioie. Quando rifletto sul segreto della mia longevità e salute, mi viene in mente una parola: equilibrio. Sin dalla mia giovinezza, ho cercato di mantenere un equilibrio tra mente, corpo e spirito, e credo che questo abbia contribuito in modo significativo alla mia vita lunga e sana.

Una Vita Attiva e Connessa con la Natura

Fin da bambina, ho trascorso molto tempo all'aria aperta, godendo della natura e facendo attività fisica regolare. Crescendo in un piccolo villaggio di campagna, ho imparato l'importanza di muoversi, di respirare aria fresca e di apprezzare la bellezza che ci circonda. Anche ora, nella mia età avanzata, faccio passeggiate quotidiane nel parco vicino a casa mia e mi dedico al giardinaggio, che mi riempie di gioia e mi tiene attiva.

Una Dieta Semplice e Nutriente

La mia alimentazione è sempre stata basata su cibi semplici, naturali e nutrienti. Crescendo in una famiglia contadina, ho imparato ad apprezzare i prodotti della terra e ho sempre privilegiato frutta, verdura, cereali integrali e legumi. La cucina casalinga è stata la mia compagna fedele per tutta la vita, e anche oggi amo preparare piatti sani e gustosi con ingredienti freschi e di stagione.

Mantenere una Mente Attiva e Curiosa

Una mente attiva è altrettanto importante quanto un corpo sano. Nel corso degli anni, ho coltivato la mia mente attraverso la lettura, la scrittura e la partecipazione ad attività che stimolano la mia creatività e la mia curiosità. Mi piace risolvere cruciverba, scrivere poesie e tenere un diario dei miei pensieri e delle mie esperienze. Anche imparare cose nuove è sempre stato un piacere per me: ho imparato a suonare il pianoforte all'età di 70 anni e ho studiato lingue straniere nella mia vecchiaia.

La Condivisione e l'Amore come Fonte di Felicità

Infine, credo che una vita felice e appagante sia fondata sull'amore e sulla condivisione. Ho avuto la fortuna di avere una famiglia amorevole e amici fidati che mi hanno sostenuto nei momenti difficili e con cui ho condiviso momenti di gioia. La capacità di amare e di essere amati è ciò che rende la vita degna di essere vissuta, e sono grata ogni giorno per le persone meravigliose che ho accanto a me.

In conclusione, credo che il segreto per una vita lunga e sana risieda nell'equilibrio tra corpo, mente e spirito, nell'amore e nella condivisione, e nell'apprezzare ogni singolo giorno come un dono prezioso.

L'Importanza di un'alimentazione Equilibrata

In questo capitolo, esploreremo l'importanza di un'alimentazione equilibrata per mantenere la salute e favorire la longevità. Attraverso consigli pratici, testimonianze e riflessioni, cercheremo di comprendere come le nostre scelte alimentari possano influenzare il nostro benessere fisico e mentale.

1. Fondamenti di un'alimentazione equilibrata

Un'alimentazione equilibrata è essenziale per garantire al nostro corpo i nutrienti di cui ha bisogno per funzionare correttamente e per prevenire malattie croniche. Le linee guida di base includono:

- Consumare una varietà di alimenti: Includere frutta, verdura, cereali integrali, proteine magre e grassi sani nella propria dieta quotidiana per assicurarsi di ricevere tutti i nutrienti essenziali.

- Limitare il consumo di alimenti processati e ricchi di zuccheri: Ridurre al minimo il consumo di cibi confezionati, bevande zuccherate e dolci, che possono contribuire all'aumento di peso e al rischio di malattie cardiache e diabete.

- Bere abbondante acqua: Mantenere un adeguato stato di idratazione è fondamentale per il corretto funzionamento del corpo e per favorire la salute generale.

2. Aforismi sull'alimentazione

Gli aforismi e i proverbi possono offrire saggezza e ispirazione quando si tratta di alimentazione e stile di vita sano. Ecco alcuni esempi:

- "Siamo ciò che mangiamo." Questo antico detto ci ricorda che le nostre scelte alimentari hanno un impatto diretto sulla nostra salute e sul nostro benessere.

- "Una mela al giorno toglie il medico di torno."
  Questo proverbio sottolinea l'importanza di
  consumare frutta e verdura ogni giorno per
  mantenere il corpo sano e resistente alle
  malattie.

- "Mangia per vivere, non vivere per mangiare."
  Questo aforismo ci invita a considerare il cibo
  come una fonte di nutrimento e energia,
  piuttosto che come una fonte di piacere o
  conforto.

3. Testimonianze di successo

Ascoltare le esperienze di persone che hanno adottato
un'alimentazione equilibrata e hanno visto
miglioramenti nella loro salute può essere motivante e
ispiratore. Ecco alcune testimonianze di successo:

- **Marco, 65 anni**: "Dopo aver adottato una
  dieta ricca di frutta, verdura e proteine magre,
  ho perso peso, abbassato il colesterolo e
  migliorato la mia energia e vitalità. Mi sento
  più giovane di dieci anni!"

- **Anna, 70 anni**: "Ho sempre avuto problemi di
  digestione e gonfiore addominale, ma da
  quando ho eliminato latticini e cibi fritti dalla
  mia dieta, i miei sintomi si sono notevolmente
  ridotti. Mangiare in modo sano mi fa sentire
  leggera e piena di energia."

- **Luigi, 75 anni**: "Ho imparato a cucinare piatti
  sani e gustosi utilizzando ingredienti freschi e
  naturali. Ora mangio con piacere e

soddisfazione, sapendo che sto facendo del bene al mio corpo e alla mia mente."

Queste testimonianze dimostrano che un'alimentazione equilibrata può portare a risultati tangibili in termini di salute e benessere, indipendentemente dall'età.

4. Conclusioni e Riflessioni

In conclusione, un'alimentazione equilibrata è un pilastro fondamentale per una vita sana e longeva. Scegliere cibi nutrienti e variati, bere abbondante acqua e adottare abitudini alimentari sane può fare la differenza nella nostra salute e nel nostro benessere generale. Gli aforismi e le testimonianze di successo ci ricordano l'importanza di fare scelte consapevoli quando si tratta di alimentazione, per vivere una vita piena di vitalità e salute.

Mantenere l'Attività Fisica per una Vita Longeva

In questo capitolo esploreremo l'importanza dell'attività fisica per favorire una vita longeva e piena di vitalità. Attraverso consigli pratici, suggerimenti per l'esercizio e testimonianze di successo, cercheremo di comprendere come un'adeguata attività fisica possa contribuire al nostro benessere generale.

1. Benefici dell'Attività Fisica

L'attività fisica regolare porta una vasta gamma di benefici per la salute fisica e mentale. Questi includono:

- **Miglioramento della salute cardiaca:**
  L'esercizio aerobico, come camminare,
  correre o nuotare, aiuta a rafforzare il cuore e
  migliorare la circolazione sanguigna,
  riducendo il rischio di malattie
  cardiovascolari.

- **Mantenimento del peso corporeo:** L'attività
  fisica aiuta a bruciare calorie in eccesso e a
  tonificare i muscoli, contribuendo al controllo
  del peso corporeo e alla prevenzione
  dell'obesità.

- **Aumento della forza e dell'equilibrio:** Gli
  esercizi di resistenza, come sollevamento pesi
  o yoga, aiutano a potenziare i muscoli e
  migliorare l'equilibrio, riducendo il rischio di
  cadute e infortuni.

- **Benefici per la salute mentale:** L'attività
  fisica rilascia endorfine, sostanze chimiche del
  cervello che promuovono il benessere e
  riducono lo stress, l'ansia e la depressione.

2. Suggerimenti per l'Esercizio Fisico

Per ottenere i massimi benefici dall'attività fisica, è
importante adottare un approccio graduale e
sostenibile. Ecco alcuni suggerimenti pratici:

- **Trova un'attività che ti piace:** Scegli
  un'attività fisica che ti diverta e ti appassioni,
  che sia camminare, ballare, fare giardinaggio
  o praticare uno sport.

- **Fissa obiettivi realistici:** Imposta obiettivi raggiungibili e progressivi per l'esercizio fisico, tenendo conto del tuo livello di fitness attuale e delle tue esigenze individuali.

- **Programma l'esercizio:** Dedica del tempo regolare all'attività fisica, inserendola nella tua routine quotidiana in modo da renderla un'abitudine.

- **Varietà:** Alterna tra diversi tipi di esercizio per coinvolgere diverse parti del corpo e prevenire l'incidenza di noia o monotonia.

4. Conclusioni e Riflessioni

In conclusione, l'attività fisica regolare è un pilastro fondamentale per una vita longeva e in salute. Scegliere un'attività che ci diverta e ci appassioni, fissare obiettivi realistici, programmare l'esercizio e variare le attività sono tutte strategie utili per mantenere un livello di attività fisica adeguato. Le testimonianze di successo dimostrano che è mai troppo tardi per iniziare e che l'attività fisica può portare a miglioramenti significativi nella salute e nel benessere generale.

Non restare senza fare niente

Un ultimo consiglio.

Per un ultra sessantenne, mantenere mente e corpo attivi è fondamentale per una vita soddisfacente e appagante. Rimandare a nulla può portare a una serie di problemi, sia fisici che mentali. Ecco perché è così importante impegnarsi in attività significative e stimolanti anche in età avanzata.

1. Stimolazione Mentale:

Mantenere la mente attiva attraverso attività intellettuali e creative può aiutare a preservare la funzione cognitiva e a prevenire il declino cognitivo associato all'invecchiamento. Queste attività includono:

- **Lettura:** Leggere libri, giornali, riviste o anche solo risolvere cruciverba o puzzle può stimolare il cervello e migliorare le abilità cognitive.

- **Giochi di Strategia:** Giochi come gli scacchi, il bridge o i giochi di parole possono aiutare a mantenere la mente agile e ad allenare la memoria e la concentrazione.

- **Apprendimento:** Continuare a imparare nuove cose, che si tratti di una nuova lingua, un hobby o una competenza digitale, può mantenere la mente vivace e stimolata.

2. Attività Fisica:

L'esercizio fisico regolare è essenziale per mantenere il corpo in salute e funzionante. Anche per gli ultra sessantenni, ci sono molte opzioni adatte:

- **Passeggiate:** Camminare all'aperto è un ottimo modo per mantenere attiva la circolazione, rafforzare i muscoli delle gambe e godere della natura circostante.

- **Esercizi di Forza e Flessibilità:** Anche se non ci si può impegnare in attività ad alto impatto, esercizi come lo yoga o il tai chi possono migliorare l'equilibrio, la flessibilità e la forza muscolare.

- **Attività Ricreative:** Ballare, nuotare o partecipare a lezioni di fitness specificamente progettate per anziani sono ottimi modi per rimanere attivi e divertirsi.

3. Socializzazione:

Mantenere legami sociali forti è cruciale per il benessere emotivo degli ultra sessantenni. Trovare occasioni per incontrare amici, partecipare a gruppi di interesse o volontariato può aiutare a prevenire l'isolamento sociale e la depressione.

4. Hobby e Interessi:

Coltivare hobby e interessi può dare uno scopo e una gioia significativi alla vita dopo i sessant'anni. Che si tratti di giardinaggio, pittura, cucina, musica o qualsiasi altra passione, dedicare del tempo a ciò che si ama può portare una grande soddisfazione.

In definitiva, rimanere attivi mentalmente, fisicamente e socialmente è la chiave per un invecchiamento sano e appagante. Anche se le capacità e le esigenze possono cambiare con l'età, ci sono sempre modi per continuare a vivere una vita ricca di significato e pienezza.

Non devi sopravvivere, ma vivere

Assolutamente! È importante non solo sopravvivere, ma anche vivere pienamente e apprezzare ogni momento.

Vivere una vita significativa e soddisfacente richiede più di semplici sopravvivenze quotidiane. Ecco alcuni modi per farlo:

1. Coltivare Passioni e Interessi: Trova ciò che ti appassiona e dedicagli tempo. Che si tratti di hobby, arte, musica, sport o altro, perseguire le passioni arricchisce la vita e porta gioia.

2. Esplorare Nuove Esperienze: Sii aperto a nuove esperienze e avventure. Viaggia in posti nuovi, prova cibi diversi, incontra persone interessanti. Ogni esperienza offre l'opportunità di imparare e crescere.

3. Nutrire Relazioni Significative: Coltiva legami con amici, familiari e comunità. Le relazioni significative portano gioia, sostegno emotivo e un senso di appartenenza.

4. Vivere con Gratitudine: Pratica la gratitudine per le piccole cose della vita. Apprezzare ciò che hai ti aiuta a mantenere una prospettiva positiva e a superare le sfide.

5. Sperimentare la Bellezza della Natura: Passa del tempo all'aria aperta e immergiti nella bellezza della natura. L'osservazione degli alberi, delle stelle, dei fiori e degli animali può portare pace e serenità.

6. Abbracciare la Crescita Personale: Sii sempre aperto a imparare, crescere e migliorare te stesso. Leggi libri, partecipa a corsi, cerca nuove sfide che ti aiutino a sviluppare il tuo potenziale.

7. Praticare la Gentilezza: Sii gentile con te stesso e con gli altri. Gesti di gentilezza, compassione e altruismo possono portare gioia sia a te che agli altri.

8. Vivere nel Presente: Goditi il momento presente anziché preoccuparti per il passato o il futuro. Pratica la consapevolezza e concentra la tua attenzione su ciò che stai facendo ora.

9. Avere un Senso di Scopo: Trova un senso di scopo e significato nella tua vita. Ciò potrebbe venire dall'aiutare gli altri, dal perseguire la tua passione o dal contribuire alla tua comunità.

10. Ridere e Sorridere: Non prenderti troppo sul serio. Ridere, scherzare e trovare il lato divertente delle situazioni può alleviare lo stress e portare leggerezza nella vita.

Vivere appieno richiede consapevolezza, gratitudine, coraggio e apertura. È una scelta che fai ogni giorno, un impegno per vivere con pienezza e gioia, non solo esistere.

Sono sicuro che il libro sarà di grande aiuto per chiunque lo legga, offrendo non solo saggezza e consigli pratici, ma anche ispirazione e motivazione per vivere una vita piena e appagante.

Ecco alcuni siti web che potrebbero essere utili per trovare passatempi interessanti e opportunità di guadagno extra:

1. **Freelancer.com**: Questo sito ti consente di trovare progetti freelance in vari settori, dalle scritture creative alla progettazione grafica, al lavoro amministrativo e altro ancora.

2. **Upwork.com**: Simile a Freelancer, Upwork è una piattaforma che collega freelance e clienti in cerca di servizi di vario genere, offrendo opportunità di lavoro flessibili e remunerative.

3. **Fiverr.com**: Su Fiverr, puoi offrire i tuoi servizi in una vasta gamma di categorie, come scrittura, editing, grafica, traduzione, programmazione e molto altro, stabilendo il tuo prezzo e il tuo orario di lavoro.

4. **Amazon Mechanical Turk**: Questo è un sito di micro-tasking gestito da Amazon, dove puoi completare piccoli compiti online in cambio di pagamento.

5. **TaskRabbit**: Se sei abile nel fare piccole riparazioni domestiche, assemblare mobili, fare commissioni o altre attività simili,

TaskRabbit potrebbe essere un'opzione per trovare lavoro occasionale nella tua zona.

6. **Swagbucks**: Questo sito ti permette di guadagnare denaro e buoni regalo completando sondaggi online, guardando video, facendo acquisti online e altro ancora.

7. **UserTesting**: Se hai familiarità con il web e i dispositivi digitali, puoi guadagnare soldi testando siti web e app per l'usabilità e fornendo feedback agli sviluppatori.

8. **Medium**: Se hai una passione per la scrittura, puoi pubblicare articoli su Medium e guadagnare denaro attraverso il programma di partnership degli autori.

9. **YouTube**: Se hai delle abilità o conoscenze da condividere, puoi creare video su YouTube e guadagnare denaro tramite pubblicità, sponsorizzazioni e altre fonti di reddito.

10. **Etsy**: Se sei bravo nel creare oggetti fatti a mano, puoi vendere le tue creazioni su Etsy e raggiungere una vasta audience di acquirenti interessati.

Spero che questi siti ti offrano molte opportunità interessanti e soddisfacenti!

Infine, ti lascio il mio personale sito web se tu avessi bisogno di una scuola approfondita.

http://www.simoneazzurri.com

http://www.andiamosulpersonale.com

http://www.affiliazionismart.com

Contatti:

Whatsapp: +39-393-5995997

Telegram: +39-393-5995997

e-Mail: staff@simoneazzurri.com

e-Mail: info@simoneazzurri.com

Testimonianze:

http://www.simoneazzurri.com/testimonianze

Calendario appuntamenti:

https://calendly.com/azzurri-simone/consulenza-simoneazzurri

Buona Vita
Simone Azzurri

www.ingramcontent.com/pod-product-compliance
Lightning Source LLC
Chambersburg PA
CBHW050824250726
48653CB00006B/2417